BEI GRIN MACHT SICH IHR WISSEN BEZAHLT

- Wir veröffentlichen Ihre Hausarbeit, Bachelor- und Masterarbeit

- Ihr eigenes eBook und Buch - weltweit in allen wichtigen Shops

- Verdienen Sie an jedem Verkauf

Jetzt bei www.GRIN.com hochladen und kostenlos publizieren

GRIN

Olaf Czitrich

Vorsicht vor Vitaminen

GRIN Verlag

Bibliografische Information der Deutschen Nationalbibliothek:

Die Deutsche Bibliothek verzeichnet diese Publikation in der Deutschen National-
bibliografie; detaillierte bibliografische Daten sind im Internet über http://dnb.d-
nb.de/ abrufbar.

Impressum:

Copyright © 2005 GRIN Verlag GmbH
Druck und Bindung: Books on Demand GmbH, Norderstedt Germany
ISBN: 978-3-638-65836-2

Dieses Buch bei GRIN:

http://www.grin.com/de/e-book/45913/vorsicht-vor-vitaminen

Vorsicht vor Vitaminen

Von Dipl.-Ing. Olaf Czitrich

Inhaltsverzeichnis

1. Einleitung

Vitamine sind lebensnotwendig, da sie einige Körperfunktionen gewährleisten und aufrecht erhalten. Der menschliche Organismus kann sie, bis auf einige Ausnahmen, nicht selbst herstellen. Deshalb müssen sie zumeist mit der Nahrung aufgenommen werden. Aber Vitamine können auch Nebenwirkungen hervorrufen. Bei fehlerhafter Anwendung (z. B. durch Überdosierung) können sie zu schweren Schäden und Erkrankungen, ja sogar zum Tode führen.

Diese Aussage erscheint paradox, da uns Verbrauchern zumeist ein latenter Vitaminmangel attestiert wird. Aber leiden wir tatsächlich unter einem Mangel, der mit einer ausgewogenen Ernährung nicht ausreichend behoben werden könnte?

Die Aussagen in der Werbung und die Empfehlungen einiger Ernährungsberater sprechen hier eine eindeutige Sprache: Unsere Ernährungsgewohnheiten würden sich durch die zunehmende Beliebtheit von scheinbar nährstoffarmen „Fastfood" und „Industrie-Food" in eine ungesunde Richtung verschieben, die einen solchen potentiellen Vitaminmangel bewirken könnte. Ferner sollen durch die industrialisierten Verfahren in der Landwirtschaft die Rohstoffe bereits bei der Ernte geringere Vitaminanteile enthalten. Hierzu werden uns stets die Bilder der Massentierhaltung und der Monokultivierung auf ausgelaugten Böden vor Augen geführt.

Dem gegenüber stünde ein erhöhter und stetig wachsender Vitaminbedarf, der durch moderne Lebensumstände, wie Stress, Umweltverschmutzung und Rauchen verursacht würde.

Dem einzelnen scheint nichts anderes übrig zu bleiben, als den Angeboten der Werbung zu folgen, und einen Ausgleich über Nahrungsergänzungsmittel in Tabletten- oder Pulverform, bzw. mittels „Functional-Food" zu schaffen. Auf die positiven Wirkungen der Vitamine, wie sie in der Werbung suggeriert werden, möchte schließlich niemand verzichten. Die Gefahren einer Überdosierung werden dabei stets vernachlässigt. Um das Wohlbefinden zu verbessern, die körperliche und geistige Leistungsfähigkeit zu steigern, zur Vorbeugung und zur Behandlung von Krankheiten, zur Erhaltung oder Zurückgewinnung der Jugend greift der gesundheitsbewusste Verbraucher heute immer häufiger zu den frei verkäuflichen Nahrungsergänzungsmitteln. Diese enthalten dann freundlicherweise Vitamindosen, die nur durch den Verzehr von mehreren Kilogramm Obst, Gemüse, Getreideprodukte, Fisch und Fleisch erreichbar wären. Und schaden können uns diese Vitamine nicht, oder etwa doch?

In den folgenden Kapiteln soll dargestellt werden, ob die Einnahme von Vitaminen in Form von Nahrungsergänzungsmittel empfehlenswert oder sogar schädlich ist. Hierzu werden folgende Fragen erörtert:

-   Sind wir tatsächlich von einem latenten Vitaminmangel bedroht, der die Einnahme der Nahrungsergänzungsmittel erfordert?
-   Können die Vitamine in Pulver- oder Tablettenform eine ausgewogene Ernährung ersetzen?
-   Werden die künstlichen Vitamine ihrem „Wundermittelstatus" gerecht, oder sind Nebenwirkungen durch die Nahrungsergänzungsmittel mit hohen Vitamindosierungen zu befürchten?

Da die Vorteile und die positiven Eigenschaften der Vitamine eine ohnehin sehr häufige und umfassende Publikation genießen, werden sie in dieser Ausarbeitung nicht aufgeführt. Statt dessen konzentriert sich diese Arbeit auf die Gefahren der Vitamine, und auf die Irrtümer, die hinsichtlich dieses „Wundermittels" verbreitetet werden.

2. Definitionen und Erläuterungen

2.1 Die Entdeckung der ersten Vitamine

Bereits im 18. Jahrhundert wurde bekannt, dass sich die unter Seeleuten verbreitete Erkrankung Skorbut durch Zitrusfrüchte behandeln und vermeiden ließ. 1928 konnte das Vitamin C (bzw. die Ascorbinsäure), dem dieser Schutzeffekt zugesprochen wurde, durch den ungarischen Biochemiker Albert von Szent-György isoliert werden.

Ende des 19. Jahrhunderts beobachtete der niederländische Arzt Christiaan Eijkmann, das Hühner, an denen polierter Reis verfüttert wurde, an Beriberi erkrankten. Die Hühner, die ungeschälten Reis bekamen, blieben hingegen gesund. Daraus resultierte die Vermutung, dass die Schutzsubstanz gegen Beriberi in den Reishüllen stecken müsste. 1926 gelang die Isolation dieses Stoffes, dem später die Bezeichnung „Vitamin B_1" gegeben wurde.

Anmerkungen:
Mittlerweile verdichten sich die Hinweise darauf, dass ein Schimmelpilzgift für die Erkrankung an Beriberi verantwortlich sei. Die hygienischen Zustände in der Reismühle und

die Lagerungsbedingungen sollen das Wachstum dieses Pilzes begünstigt haben. Für diese Theorie spräche beispielsweise, dass spezifische Grundnahrungsmittel anderer Regionen (z.B. Weizenmehl) noch weniger Vitamin B_1 als der polierte Reis enthielten. In diesen Regionen trat die Krankheit jedoch nicht auf. Im Übrigen ist auch die Muttermilch vergleichsweise arm an Vitamin B_1, wobei diese aber bisher nicht als Mangelverursacher in Erscheinung trat. Aktuelle Forschungsergebnisse deuten allerdings darauf hin, dass Vitamin B_1 ein wirksames Gegenmittel gegen das Beriberi verursachende Pilzgift sei. Dadurch könnte sich die Schutzwirkung der vitaminreicheren Reishüllen gegen Beriberi erklären [6].

Die Entdeckungen vieler weiterer Vitamine folgten einem ähnlichen Ablauf. Zunächst vermutete man bei einigen Krankheitssymptomen ernährungsbedingte Mangelerscheinungen. Durch Tierversuche, bei denen sich diese Symptome durch die Gabe von bestimmten Nahrungsmittelbestandteilen behandeln ließen, wurden diese Vermutungen bestätigt. Danach erfolgte die Einkreisung der Wirkstoffe aus den Nahrungsmitteln, bei denen eine Linderung beobachtet wurde. Anschließend wurden die Substanzen isoliert.
[1, 2, 6]

2.2 Vitamine

Vitamine sind organische Verbindungen, die in kleinsten Mengen der Aufrechterhaltung des Stoffwechsels dienen, und deren Fehlen Mangelsymptome hervorruft. Einige Vitamine werden als Vitaminvorstufen (Provitamine) aufgenommen, und im Organismus als Vitamine verwertet. Üblicherweise werden sie aufgrund ihrer Eigenschaften in wasserlösliche und fettlösliche Vitamine eingeteilt. Nach der veralteten Definition kann der menschliche Organismus die Vitamine nicht selbst synthetisieren, so dass sie mit der Nahrung aufgenommen werden müssen. Mittlerweile ist aber bekannt, dass der Körper die Vitamine Niacin, Biotin, Vitamin B_{12}, D, K und Q10 sehr wohl selbst herstellen kann.
[1, 11, 12]

2.3 Antioxidantien und Radikale

Antioxidantien sind leicht oxidierbare Substanzen, die andere Stoffe vor unerwünschter Oxidation (z.B. Autoxidationen in Lebensmitteln) schützen, indem sie Radikale abfangen. In der Lebensmittelindustrie werden die Vitamine A, C und E häufig als Antioxidationsmittel verwendet.

Radikale sind Moleküle, Atome und Ionen, die ungepaarte Elektronen enthalten. Um einen Ladungsausgleich zu erzielen, entreißen diese Radikale die benötigten Elektronen aus anderen Molekülen, Atomen und Ionen, welche anschließend ihrerseits einen Ladungsausgleich erzielen wollen. Diese Stoffe werden somit selbst zu Radikale. Dadurch entsteht die Radikal-Kettenreaktion. Radikale sind reaktionsfreudig und teilweise sehr aggressiv. Sie können die Körperzellen und einzelne Gene stark schädigen. Somit stehen die Radikale in Verdacht, Krankheiten, wie z. B. Krebs, auslösen zu können. Allerdings sind Radikale auch nützlich, z.B. für die Energiegewinnung des Körpers.

Die Wirkung der Antioxidantien beruht darauf, dass sie die Radikale schneller abfangen, als dies andere Substanzen können. Sie halten die Radikal-Kettenreaktion auf.

Zu den Substanzen und Faktoren, die zu Radikalbildungen führen können, zählen beispielsweise Schwermetalle, Sauerstoff, Stickstoffoxide und Strahlungen. Aber auch Antioxidantien können Radikalbildungen hervorrufen, sofern sie im Überfluss aufgenommen werden. Bei einer Überdosierung kann sich deren Wirkung demnach umkehren. Die Radikalfänger verwandeln sich dann selbst in Radikale. Aus diesem Grund wird bei der Herstellung von Lebensmitteln darauf geachtet, eine Überdosierung von Antioxidantien zu vermeiden.

Beispiele für die Autoxidation durch (Sauerstoff-) Radikale sind das Braunwerden von angeschnittenen Kartoffeln und Äpfeln und das Ranzigwerden von Fetten.

Natürliche Antioxidantien, die den Lebensmitteln als Vitamine zugesetzt werden, sind z.B.:

- Tocopherole (Vitamin E). Sie werden überwiegend tierischen Fetten, Wurst, Margarine und Milchpulver zugesetzt. In pflanzlichen Ölen sind sie von Natur aus reichlich vorhanden. Bei zu hoher Konzentration (über 500 mg/kg) schlägt die Wirkung um, und das Antioxidanz wird selbst zum Radikal. Als Toxizitätsgrenze (gemäß WHO-Angabe) wurden 0,15 – 2 mg pro kg Körpergewicht festgelegt.

- L-Ascorbinsäure (Vitamin C). Einsatz zur Hemmung der enzymatischen Bräunung bei Obst und Kartoffeln, Stabilisierung, Farb- und Aromaerhaltung bei Fruchtsaftgetränken, Limonaden, Fleisch- und Wurstwaren, Fette. Die Toxizitätsgrenze liegt bei 0 – 15 mg pro kg Körpergewicht. Bei Anwesenheit von natürlichem Vitamin C liegt sie bei 0 – 1,25 mg pro kg Körpergewicht.

- Carotinoide (Vitamin A). Zur Färbung und Farberhaltung von Fruchtsaftgetränken und Limonaden, Margarine. Schutz vor Autoxidation von Fetten und fetthaltigen Produkten.

Ein synthetisches Antioxidationsmittel mit vitaminartiger Bezeichnung ist z. B. die D-Ascorbinsäure. Die Wirkung und die Anwendung sind der L-Ascorbinsäure ähnlich. Die Vitamin-C-Wirkung ist aber sehr gering. Die Toxizitätsgrenze liegt bei $0 - 5$ mg pro kg Körper-gewicht.

[6, 11, 12]

3. Der gefährliche Irrtum: Wir leiden unter Vitaminmangel

Einige Vitamine finden in der Lebensmittelproduktion Verwendung als Zusatzstoffe. Aus technologischen Gründen werden sie zahlreichen Lebensmitteln als Farbstoffe, als Konservierungsstoffe, zur Fleischumrötung, als Antioxidantien und zur Verbesserung der maschinellen Bearbeitbarkeit zugesetzt. Die Liebhaber von Fastfood werden, zumindest hinsichtlich einiger Vitamine, gut versorgt.

Ferner werden einige Lebensmittel, die bisher als ungesund, vitaminarm und vitaminzehrend galten, durch Vitaminzugaben aufgewertet. Somit scheinen mittlerweile Eltern ihren Kindern beruhigt Süßigkeiten und Limonaden verabreichen zu können. Die weit verbreitete Ansicht, dass der Körper für die Verstoffwechselung von Zucker Vitamin B_1 verbrauche, konnte von Forschern widerlegt werden. Der Organismus verwendet für den Zuckerabbau zwar Vitamin B_1, bereitet es aber wieder auf, und gibt es dem Körper zurück. Ferner werden wir durch Getreideprodukte und Fleisch mehr als ausreichend mit Vitamin B_1 versorgt.

Bioprodukte werden teilweise mit zusätzlichen Vitaminen ausgestattet, und bei den Rohstoffen wird durch Anzüchtung ein höherer Vitamingehalt angestrebt. Dadurch soll deren ernährungsphysiologischer Vorsprung vor den konventionellen Produkten untermauert werden.

Hautcremes werden mit Vitaminen angereichert, die durch die Haut aufgenommen werden können. Mit Vitaminen versetzte Textilien, die ihre wertvolle Fracht an die Haut abgeben, wurden bereits entwickelt. Alle diese Produkte finden insbesondere bei den Personen ihren Absatz, die sich ohnehin bereits gesundheitsbewußt ernähren, und mit der morgendlichen Vitaminpille den Tag beginnen.

Der Pro-Kopf-Verbrauch von Obst und Gemüse ist in Deutschland in den letzten Jahren, entgegen der langläufigen Meinung, nicht gesunken. Der Verbrauch von Fleisch und Wurstwaren ist mehr als ausreichend. Durch verbesserte Lagerungs- und Transport-bedingungen ist eine ganzjährige Versorgung mit Frischwaren möglich.

Vor ein paar Jahren grassierten Meldungen, dass im Laufe der Zeit die Vitamingehalte im Obst dramatisch abgenommen hätten. Bei näherer Betrachtung erwiesen sich diese Meldungen schlichtweg als falsch, da z. B. Äpfel aus Norddeutschland mit denen aus Süddeutschland (und umgekehrt) verglichen wurden. Ferner wurden die Analysenmethoden stets verbessert. Seit rund 20 Jahren haben sich die Vitaminkonzentrationen im Obst und Gemüse tatsächlich kaum geändert. In einigen Fällen sind sie durch spezielle Düngemaßnahmen sogar gestiegen. Durch verbesserte Viehmastverfahren konnten die Vitaminanteile im Fleisch ebenfalls angehoben werden.

Dennoch kann nicht ausgeschlossen werden, dass bei stark einseitiger, unausgewogener Ernährung ein Vitaminmangel entstehen kann. Betroffene Personen sind häufig Menschen, die aufgrund von Armut auf frische und ausgewogene Kost verzichten müssen, sowie Personen, die langfristig in strenger Diät leben. Betroffen sind insbesondere Veganer und deren Nachkommen, da die Depots der Mutter an einigen Vitaminen mit der Zeit aufgebraucht und nicht wieder aufgefüllt werden, welche dem sich entwickelnden Kind nicht zur Verfügung stünden.

In den Werbebroschüren der Anbieter von Nahrungsergänzungsmitteln wird folgenden Personen ein erhöhter Vitaminbedarf und somit ein latentes Risiko eines Vitaminmangels bescheinigt:

- Senioren,
- Schwangere,
- Raucher und Trinker,
- Hochleistungssportler.

Diese Personen können jedoch zumeist ebenfalls durch eine ausgewogene Ernährung, die ausreichend pflanzliche Kost beinhaltet, den erhöhten Vitaminbedarf decken. Insbesondere benötigen sie ein Nährstoffkonsortium, wie es in Obst und Gemüse zu finden ist. Raucher und Schwangere sollten, wie nachfolgend erklärt wird, auf bestimmte Vitaminpräparate gänzlich verzichten. Beispielsweise stehen Vitamin-A-Präparate in Verdacht, bei Rauchern das Krebsrisiko zu erhöhen. Bei der Einnahme von Vitamin A während der Schwangerschaft kann das Risiko für die Entwicklung von Missbildungen beim Neugeborenen ansteigen.

Der menschliche Körper kann die fettlöslichen Vitamine A, D und E mehrere Wochen bis Monate speichern, das Vitamin B_{12} (wasserlöslich) sogar 3-5 Jahre. Einige Vitamine kann der Organismus nur kurzzeitig deponieren. Die Vitamine mit der geringsten Speicherfähigkeit sind die wasserlöslichen Vitamine B, Niacin und Vitamin C. Diese kann der Körper nur wenige Tage bis maximal wenige Wochen deponieren. Unter diesen Voraussetzungen könnte angenommen werden, dass hinsichtlich der kurzfristig verbrauchten Vitamine B_1 (Thiamin), Niacin (Vitamin B_3) und Vitamin C Mangelerscheinungen häufig auftreten. Doch selbst durch diese geringe Deponierfähigkeit tritt ein Mangel selten auf. Häufiger sind auch hier Überdosierungen zu verzeichnen. Dies ist einerseits dadurch begründet, dass diese Vitamine reichlich in Getreideprodukten, Fleisch, Geflügel und Wurstwaren enthalten sind. Genau diese Lebensmittel werden in den letzten Jahren mehr als ausreichend konsumiert. Beispielsweise findet das Vitamin C (Ascorbinsäure) als Konservierungsstoff und als Antioxidationsmittel in zahlreichen Lebensmitteln (z. B. Wurstwaren) eine häufige Verwendung. Natürlich finden wir es auch in Obst und Gemüse. Das Vitamin B_1 finden wir in ausreichender Menge in Fleisch- und Wurstwaren. Das Niacin (Vitamin B_3) kann in unserer Leber aus der Aminosäure Tryptophan synthetisiert werden, wodurch ein Mangel eher selten auftritt. Wie mittlerweile bekannt ist, besitzt unser Körper die Fähigkeit, sich mit einigen weiteren Vitaminen selbst zu versorgen. So werden die Vitamine Biotin, B_{12} und K von den Darmbakterien produziert. Das Vitamin D kann durch unsere Haut hergestellt werden, sofern wir hin und wieder etwas Cholesterin zu uns nehmen (produziert der Organismus aber auch selbst) und ab und zu Sonne tanken.

Unterstützt wurde die Theorie des Vitaminmangels durch die Beobachtung, dass man z.B. im Blut von Rauchern nur geringe, unterdurchschnittliche Mengen der Vitamine A (bzw. dessen Provitamin Beta-Carotin) und der Vitamine C und E fand. Diese Vitamine zählen zu den „Radikalfängern" (Antioxidatien). Bekanntermaßen werden durch das Rauchen Radikale freigesetzt. Umso erschreckender ist es, dass gerade die Raucher, die ohnehin verstärkt den „Radikalenangriffen" ausgesetzt sind, einen geringeren Schutz durch die fehlenden Krebs verhindernden „Radikalfänger" erfahren. Konsequenter Weise wurde publiziert, dass Raucher durch zusätzliche Gaben der Vitamine A, C und E ihren Vitaminspiegel im Blut anheben sollten, um einen hinreichenden Krebsschutz zu erhalten. Diese Vitamine wurden sogleich als „Rauchervitamine" in Form von Pulver und Tabletten angeboten. Die Wirkung der Antioxidantien bei Rauchern wurde vor einigen Jahren in der „Finnland-Studie" untersucht. In dieser Studie wurden 30.000 Rauchern über einen Zeitraum von acht Jahren Vitamin E, Beta-Carotin oder Placebos verabreicht. Die Untersuchung ergab, dass die Raucher, die Beta-Carotin einnahmen, um 18% häufiger an Krebs starben, als alle anderen Teilnehmer. Die niedrigste Sterblichkeitsrate wiesen die Teilnehmer auf, die Placebos bekamen, welche keinerlei Vitamine enthielten.

Mit der amerikanischen CARET-Studie wurden ähnliche Untersuchungen durchgeführt. 18.000 Personen, unterteilt in zwei Gruppen, erhielten entweder ein Placebo oder eine Kombination von Vitamin A und Beta-Carotin. Die Testpersonen waren wiederum Raucher, oder Personen mit Asbestkontamination. Diese Studie wurde vorzeitig abgebrochen. Denn bis dahin stieg bereits die Lungenkrebsrate der Teilnehmer, denen die Vitamine verabreicht wurden, um 28 Prozent. Die Lebenserwartung dieser Gruppe sank um 17 Prozent.

Wie diese Studien verdeutlichen konnten, wirken Antioxidantien nur bis zu sehr geringen Anteilen antioxidativ, bzw. zellschützend. Werden diese Anteile überschritten, kehrt sich die antioxidative Wirkung um, und die Antioxidantien wirken, wie bereits beschrieben, prooxidativ. Diese Stoffe, die als „Radikalfänger" die Zellen schützen sollten, werden somit selbst zu Radikale, die ihrerseits die Zellen schädigen können. Der menschliche Organismus besitzt ein eigenes Regelungssystem, um zum Schutz des Körpers bestimmte Gleichgewichte einzustellen. Da der Zigarettenrauch selbst stark antioxidativ wirkende Stoffe enthält, würde eine Zugabe weiterer erheblicher Mengen an Antioxidantien eine Belastung für den Körper darstellen. Der niedrige Plasmaspiegel an Vitaminen bei Rauchern ist somit nicht auf einen Vitaminmangel zurück zu führen. Es handelt sich vielmehr um eine Schutzfunktion des Körpers.

Ein weiteres Beispiel liegt einige Jahre weiter zurück. Bei Malariapatienten fiel ebenfalls der ungewöhnlich niedrige Plasmaspiegel an Vitaminen und anderen Nährstoffen auf. Mediziner bemühten sich entsprechend, diesen Mangel zu beheben. In bester Absicht verabreichten sie den Einwohnern in Malariagebieten die scheinbar fehlenden Nährstoffe. Das Resultat war erschreckend. Die Zahl der Neuerkrankungen und Todesfälle durch Malaria stieg stark an. Der niedrige Plasmaspiegel an Vitaminen erwies sich auch in diesen Fällen als eine Schutzreaktion des Körpers. Denn Vitamine sind nicht nur für den Aufbau des menschlichen Organismus notwendig. Sie fördern ebenso das Wachstum der Pflanzen und Tiere. Auch Mikroorganismen und Krankheitserreger benötigen Vitamine als Wuchsstoff. Die Krankheitserreger nutzen zumeist die aufgenommenen Nährstoffe effektiver für die eigene Vermehrung, als sie der menschliche Körper verstoffwechseln und nutzen könnte. Der befallene Organismus versucht daher, den Vitaminspiegel auf ein derartig niedriges Niveau einzustellen, das einerseits die Vermehrung der Krankheitserreger gehemmt wird, aber die eigenen Lebensfunktionen noch aufrecht gehalten werden. Jede weitere Zufuhr von unnatürlich hohen Vitamindosen kann somit zu einer Störung dieser Gleichgewichtseinstellung führen.

Als beste Methode, einen Vitaminmangel oder einen Vitaminüberschuss zu vermeiden, bleibt die ausgewogene, abwechslungsreiche Ernährung.

Die Zufuhrempfehlungen der Deutschen Gesellschaft für Ernährung (DGE) werden als quantitative Richtschnur für die tägliche Vitaminaufnahme dargestellt. In der folgenden Tabelle ist ein Auszug dieser Empfehlungen aufgeführt.

Alter [Jahre]	Vit. A [mg]	Vit. D [µg]	Vit. C [mg]	Vit. E [mg]	Vit. K [µg]	Vit. B1 [mg]	Vit. B2 [mg]	Vit. B6 [mg]	Vit. B12 [µg]	Nia-cin [mg]	Fol-säure [µg]	Pantothen-säure [mg]
	M/w	M/w	m/w	m/w	m/w	M/w	m/w	m/w	m/w	m/w	m/w	M/w
1 – 4	0,6	5	60	6/5	15	0,6	0,7	0,4	1,0	7	200	4
4 – 7	0,7	5	70	8/8	20	0,8	0,9	0,5	1,5	10	300	4
7 – 10	0,8	5	80	10/9	30	1,0	1,1	0,7	1,8	12	300	5
10 – 13	0,9	5	90	13/11	40	1,2/1,0	1,4/1,2	1,0	2,0	15/13	400	5
13 – 15	1,1/1,0	5	100	14/12	50	1,4/1,1	1,6/1,3	1,4	3,0	18/15	400	6
15 – 19	1,1/0,9	5	100	15/12	70/60	1,3/1,0	1,5/1,2	1,6/1,2	3,0	17/13	400	6
19 – 25	1,0/0,8	5	100	15/12	70/60	1,3/1,0	1,5/1,2	1,5/1,2	3,0	17/13	400	6
25 – 51	1,0/0,8	5	100	14/12	70/60	1,2/1,0	1,4/1,2	1,5/1,2	3,0	16/13	400	6
51 - 65	1,0/0,8	5	100	13/12	80/65	1,1/1,0	1,3/1,2	1,5/1,2	3,0	15/13	400	6
Über 65	1,0/0,8	10	100	12/11	80/65	1,0/1,0	1,2/1,2	1,4/1,2	3,0	13/13	400	6

Quelle: www.novafeel.de/ernaehrung/vitamin/zufuhrempfehlungen-dge.htm, 06.06.2005

Diese Werte werden häufig als der tägliche Mindestbedarf angepriesen, der gerade ausreicht, um einen Mangel zu verhindern. Tatsächlich ist der Mindestbedarf jedoch zum Teil erheblich niedriger. Beispielsweise wird für die USA ein Mindestbedarf an Vitamin C von rund 10 mg angegeben. Der Lebensmittelausschuss der EU-Kommission benennt einen Wert von 12 mg. Bei den Zufuhrempfehlungen handelt es sich vielmehr um einen Bevölkerungsreferenzwert. Dieser beinhaltet den Mindestbedarf plus Sicherheitszuschlag. Hintergrund der Berechnung ist einerseits, dass der Mindestbedarf individuell sehr unterschiedlich ist, und nur durch Blutuntersuchungen feststellbar ist. Andererseits kann der Organismus nicht alle zugeführten Vitamine zu 100 % verwerten. Ferner werden mit der Nahrung auch Substanzen aufgenommen, die Vitamine in ihrer Wirkung hemmen können. Dem entsprechend wurde der Sicherheitszuschlag so hoch angesetzt, dass sämtliche individuelle Schwankungen und nachteilige einseitige Ernährungsgewohnheiten ausgeglichen werden sollten. Die Theorie vom Vitaminmangel wird dann allzu plausibel, wenn man den Richtwert nur hoch genug ansetzt.

Bei näherer Betrachtung ist festzustellen, dass die Höhe der Zufuhrempfehlungen durchaus auch Ermessenssache der einzelnen Staaten ist, da sie sich untereinander erheblich unterscheiden. Zum Vergleich sind in der folgenden Tabelle einige Werte der empfohlenen täglichen Zufuhr für die USA dargestellt:

Alter [Jahre]	Vit. A [mg]	Vit. D [μg]	Vit. C [mg]	Vit. E [mg]	Vit. K [μg]	Vit. B1 [mg]	Vit. B2 [mg]	Vit. B6 [mg]	Vit. B12 [μg]	Nia- cin [mg]	Fol- säure [μg]	Pantothen- säure [mg]
	m/w	m/w	M/w	m/w	m/w	m/w	m/w	m/w	M/w	m/w	m/w	m/w
9 – 13	1,0/0,8	5	50	10/8	45	0,9	0,9	1,0	1,8	12	300	4
14 – 18	1,0/1,0	5	60	10/8	65/55	1,2/1,0	1,3/1,0	1,3/1,2	2,4	16/14	400	5
19 – 30	1,0/0,9	5	60	10/8	70/60	1,2/1,1	1,3/1,1	1,3	2,4	16/14	400	5
31 – 50	1,0/0,8	5	60	10/8	80/65	1,2/1,1	1,3/1,1	1,3	2,4	16/14	400	5
51 – 70	1,0/0,8	10	60	10/8	80/65	1,2/1,1	1,3/1,1	1,7/1,5	2,4	16/14	400	5
Über 70		15				1,2/1,1	1,3/1,1	1,5/1,2	2,4	16/14	400	5

Quelle: www.novafeel.de/ernaehrung/vitamin/rda.htm, 06.06.2005

Was müssen wir also essen, um den Zufuhrempfehlungen der DGE zu entsprechen? Hier einige Beispiele für einen erwachsenen Menschen im Alter von 30 Jahren :

- Vitamin A.   100g Feldsalat (mit Öl angesetzt) und 100g Käse (50 % Fett) ergeben bereits rund 0,9 mg Vitamin A, was bereits der Zufuhrempfehlung entspricht. Pflanzliche Lebensmittel enthalten das Vitamin A als deren Vorstufen (Provitamine), z.B. Beta-Carotin. Dies wird nur in Anwesenheit von Fett aufgenommen und verwertet. Aus rohen Früchten kann es nicht aufgenommen werden. Daher ist der o. g. Salat mit Öl anzumachen. Würde man hierfür rund 20 g Palmöl verwenden, erhält man rund 4 mg Beta-Karotin, bzw. 8 mg Vitamin A dazu. Um ganz sicher zu sein, nehme man eine Scheibe Vollkornbrot, und bestreiche sie mit Margarine und Leberwurst. Damit erhält man mindestens 1 mg zusätzlich an Vitamin A.

- Vitamin B$_1$.   Mit 100g Schweinefleisch (= 0,8 mg Vit. B$_1$) ist die empfohlene Tageszufuhr fast erreicht. Wer Zubereitungsverluste befürchtet, kann zusätzlich noch etwas Kartoffeln und Erbsen oder Bohnen beifügen.

Für alle Vitamine der B-Gruppe (einschließlich Niacin, Folsäure, Pantothensäure) gilt: wer zwischendurch Nüsse knackt, Leber oder Fleisch isst und Bierhefe (in fester oder flüssiger Form) zu sich nimmt, braucht einen Mangel in keinster Weise zu fürchten. 100g Schweinefleisch, welches hierzulande nicht gerade selten verzehrt wird, enthalten rund 0,8 – 0,9 mg Vitamin B_1, 10 mg Niacin (Vit. B_3), 0,4 – 0,5 mg Vitamin B_6 und 2 – 6 µg Vitamin B_{12}.

- Vitamin C.   Würden wir 100g Ananas verspeisen, hätten wir mit rund 1000 mg Vitamin C die Zufuhrempfehlungen bereits um das zehnfache überschritten. Sollten wir uns mit einem Glas Orangensaft (200 ml) begnügen, wäre der Tagesbedarf mit ca. 80 mg Vitamin C fast erreicht. Mit einer zusätzlichen Kiwi oder Apfelsine erhalten wir noch einmal die gleiche Menge.

- Vitamin E.   Machen wir einen Salat mit 20 – 40g Sonnenblumenöl an, haben wir die empfohlene Tagesdosis erreicht. Ansonsten genügen ein paar wenige Scheiben Brot mit Margarine.

Diese Beispiele setzen selbstverständlich eine einigermaßen Vitamin schonende Zubereitung, bzw. eine ausreichende Frische der Lebensmittel voraus. Ansonsten sollen diese Beispiele einen Eindruck davon vermitteln, dass es recht schwer fallen dürfte, die ohnehin hohen Zufuhrempfehlungen nicht zu erreichen. Insbesondere dann, wenn wir die als Zusatzstoffe verwendeten Vitamine (z.B. in Wurst, Fastfood, Limonaden, Süßigkeiten, Knabbereien, Yoghurts, etc.) mit einbeziehen.
[1, 2, 6, 8, 9, 10]

4. Vitamine sind nicht gleich Vitamine

Bei der Erforschung bestimmter (Mangel-) Krankheiten entdeckte man irgendwann, dass sich bestimmte Nahrungsmittel, bzw. deren Bestandteile, zur Behandlung und Vorbeugung dieser Symptome eigneten. Später konnten die Substanzen, denen man die Schutzwirkung zusprach, aus diesen Nahrungsbestandteilen labortechnisch isoliert werden. Diese Substanzen ordnete man in die Gruppe der Vitamine ein, sofern sie sich nicht in andere Stoffgruppen einteilen ließen. Zu einem großen Teil wurde die Isolation durch das künstliche „Nachbauen" der Vitamine ersetzt. Mittlerweile sind die Isolation und das „Nachbauen" der Vitamine relativ einfach und preisgünstig, und erfolgt in großtechnischen Maßstäben. Die derartig produzierten Vitamine finden heute in großem Umfang als Nahrungsergänzungsmittel und als Lebensmittelzusatzstoffe Verwendung.

Wer versucht, die gesunde Ernährung durch Vitaminpräparate zu ersetzen, sollte jedoch folgendes beachten: Bis heute ist die genaue Anzahl der Substanzen unbekannt, die in gewachsenen Nahrungsmitteln (z.b. Obst, Gemüse, Getreide, Fleisch, Fisch) enthalten sind, und welche davon als Nährstoffe wirken könnten. Dem entsprechend sind auch die Wechselwirkungen dieser Stoffe noch unklar. Von einigen Vitaminen ist bereits bekannt, dass sich ihre Wirkung nur unter Mitwirkung anderer Stoffe oder weiterer Vitamine entfalten kann. Die Einnahme von Präparaten mit einzelnen, isolierten Vitaminen dürfte daher nicht immer zum gewünschten Erfolg führen. Vermutlich kennen wir heute nur einen Bruchteil der tatsächlich existierenden Vitamine, bzw. der als Vitamine wirkenden Stoffe. Denn bisher sind nur die Vitamine definiert, die sich isolieren und erforschen ließen. Es ist also fraglich, ob sich die gesundheitlich positive Wirkung eines komplexen Nahrungsmittels auf dessen einzelnen Bestandteil, wie ein bestimmtes Vitamin, projizieren lässt. Es macht daher Sinn zu unterscheiden, ob sich Berichte über gesundheitliche Vorteile auf Vitaminpräparate und künstlich angereicherte Lebensmittel oder auf natürliche Nahrungsmittel beziehen. Wenn beispielsweise erwiesen ist, dass ein bestimmtes Obst besondere gesundheitliche Vorteile bewirkt, bedeutet dies noch nicht, dass ein einzelner Nährstoff dieses Obstes dieselbe Wirkung erzielen könnte.

Des Weiteren ist anzumerken, dass Vitamin bezogene Untersuchungen anhand von Tierversuchen durchgeführt wurden. Hier stellt sich die Frage, ob sich die Ergebnisse der Tierversuche vollständig auf den Menschen übertragen lassen.

Eine Übereinstimmung besteht lediglich darin, dass bei einer ausgewogenen Ernährung ein Mangel oder eine Überdosierung an Vitaminen eher unwahrscheinlich ist.
[1]

5. Die Risiken und Nebenwirkungen der Vitamine im Überblick

Die in diesem Kapitel beschriebenen Risiken und Nebenwirkungen treten in der Regel nicht nach einer einmaligen oder kurzzeitigen Überdosierung ein. Diese können zumeist vom Organismus regeneriert werden. Eine Überdosierung in diesem Sinne ist auch normalerweise nicht durch einen übermäßigen Verzehr von natürlichen Lebensmitteln (z. B. Obst, Gemüse) erreichbar (Ausnahme: s. Kap. 5.1). Vorher wird der Körper durch die Aussendung eines Sättigungsgefühls oder durch einen Ekelimpuls einen weiteren Verzehr zu verhindern versuchen. Nur in Form von Tabletten und Pulver können wir innerhalb kurzer Zeit soviel Vitamine zu uns nehmen, wie es in mehreren Kilogramm Obst und Gemüse enthalten ist. Es ist eben einfacher, schnell eine Vitamintablette nebenbei zu schlucken, als kiloweise Obst zu verzehren.

5.1 Vitamin A und Beta Carotin (Provitamin A)

= Retinol, Retinal, Retinsäure, Carotinoide; fettlöslich

Bei regelmäßiger Einnahme höherer Dosierungen wurden folgende Symptome beobachtet:

- Missbildungen bei Kindern und Wachstumsverminderung durch die erhöhte Vitamin-Aufnahme während der Schwangerschaft. Ferner können zu hohe Einnahmen von Vitamin A toxisch auf das Kind wirken [1, 4].
- Steigerung des Risikos, an Osteoporose zu erkranken. Vitamin A beschleunigt den Knochenabbau, und hemmt die Aktivität des Vitamin D (Kalziumeinlagerung in die Knochen) [1].
- Erhöhung der Blutfettwerte [1].
- Erhöhung des Lungenkrebsrisikos bei Rauchern. Einer finnischen Studie zufolge, an der dreißigtausend Raucher teilnahmen, erkrankten die Personen, die täglich 20 mg Beta-Carotin-Präparate bekamen, um 18% häufiger an Lungenkrebs. Die Sterblichkeitsrate stieg um 8%. Eine amerikanische Studie, an der rund 18.000 Raucher und Personen, die einer Asbestbelastung ausgesetzt waren, führte zu ähnlichen Ergebnissen. Hierbei stiegen die Lungenkrebsfälle bei der Gruppe, die täglich 30 mg Beta-Carotin und Vitamin A bekamen, um 28% an. Die Zahl der Todesfälle durch Lungenkrebs stieg um 46% [1, 6].
- Asthma. Eine regelmäßige Vitamin A-Einnahme in höherer Dosierung soll laut einer Studie des College of Health Sciences (Iowa) zu starken asthmatischen Anfällen führen [1].
- Erbrechen, Appetitlosigkeit, Hautabschuppungen [1, 4],
- Lebervergrößerungen, Leberschäden [4],

- Schwellungen von Lymphdrüsen und Gelenken [4],
- Austrocknen der Haut, Haarausfall [1].

Ein Beispiel dafür, dass auch der Genuss von natürlichen Lebensmitteln zur Vitamin-Überdosierung führen kann, ist die Leber einiger Meeresfische und Eisbären. So enthalten 100 Gramm Eisbärleber die rund 500fache Menge an Vitamin A, wie für einen erwachsenen Menschen täglich empfohlen wird. Bei Polarforschern traten nach dem Verzehr von Eisbär- und Robbenlebern zunächst Kopfschmerzen, Schwindelanfälle und Müdigkeit auf. Später folgen Hautabschuppungen und in einigen Fällen Brechreiz. In Einzelfällen trat der Tod ein. [3, 5]

5.2 Vitamin B₁

= Thiamin, Aneurin; wasserlöslich

Bei regelmäßiger Einnahme höherer Dosierungen wurden folgende Symptome beobachtet:

- Allergische Reaktionen; allergischer Schock, der zum Tod führen kann, ist bei einer Injektion möglich [1, 4].
- Bei einer Injektion können Übelkeit, Erbrechen, Mundtrockenheit, Schwindel, motorische Störungen auftreten [1].
- Kopfschmerzen, Nervösität, Schlaflosigkeit, Schwächezustände [6].
- Lungenödeme, Bradykardie (verzögerter Herzschlag), Magen-Darm-Blutungen, Mundgeruch [6].

5.3 Vitamin B₂

= Riboflavin, Vitamin G (veraltete Bezeichnung); wasserlöslich

Bei regelmäßiger Einnahme höherer Dosierungen wurden folgende Symptome beobachtet:

- Allergische Reaktionen, Schock [1].

- Verstärkung von Infektionssymptomen, da zahlreiche Erreger (z.B. der Malaria) das Vitamin B_2 im Blut für ihre Vermehrung benötigen [6].
- Gelbfärbung des Harns [1, 4].

5.4 Vitamin B_3

= Niacin, Nicotinamid, Nicotinsäure; wasserlöslich

Bei regelmäßiger Einnahme höherer Dosierungen wurden folgende Symptome beobachtet:

- Hitzewallungen, Kopfschmerzen, Übelkeit, Muskelkrämpfe bei Dosierungen von 100 mg. Bei längerer regelmäßiger Einnahme höherer Dosen können auch erhöhte Blutzuckerwerte, Herzrhythmusstörungen, Zellauflösungen der Leber und Gelbsucht auftreten [1, 4, 6].
- Hautrötungen, Juckreiz [4, 6]

5.5 Vitamin B_6

= Pyridoxin; wasserlöslich

Bei regelmäßiger Einnahme höherer Dosierungen wurden folgende Symptome beobachtet:

- Sensorische Neuropathie (Verlust des Körpergefühls) [1, 4, 6],
- Zentralnervöse Störungen [1].
- Nach der Einnahme hoher Dosen während der Schwangerschaft wurden Missbildungen bei den Kindern beobachtet [6].
- Bei Tierversuchen traten Schäden an Hoden und Prostata auf [6].
- Nach Einnahme von Mengen, die das tausendfache der empfohlenen Dosierung überschreiten, kann es zu Nervenerkrankungen und Vergiftungen kommen [4]

5.6 Vitamin B₁₂

= Cobalamine, Corrinoide; wasserlöslich

Bei regelmäßiger Einnahme höherer Dosierungen wurden folgende Symptome beobachtet:

- Veränderung des Blutbildes bereits in geringer Dosierung. Dadurch verringert sich beispielsweise die Diagnostizierbarkeit der perniziösen Anämie (bestimmte Form einer durch Vitamin B_{12}-Mangel verursachten Blutarmut). Die üblichen Mengen in Vitamin-Präparaten sind meistens aber zu gering, um die Anämie zu behandeln [4].
- Nach einer Injektion kann es in seltenen Fällen zu Hautausschlägen, Juckreiz, Fieber und Schock kommen [4].

5.7 Vitamin C

= Ascorbinsäure; wasserlöslich

Bei regelmäßiger Einnahme höherer Dosierungen wurden folgende Symptome beobachtet:

- Bildung von Nierensteinen bei täglicher Einnahme von mehr als 1,5 Gramm [4].
- Durchfall, evtl. in Begleitung mit Koliken bei einer Tagesdosis ab einem Gramm [1, 4, 6].
- Verzögerte Heilungsprozesse bei Wunden, wie in einem Versuch an der Universität in Florida beobachtet wurde, bei denen den Testpersonen 12,5 mg Vitamin C und 10 mg N-Acetyl-Cystein verabreicht wurden [1].
- Beeinträchtigungen einiger Hormonspiegel im Blut, z.B. bei Östrogen, Insulin, Schilddrüsenhormone, und es verfälscht die Laborwerte für Blutzucker, Harnsäure, Kreatinin, Transaminasen, Laktatdehydrogenasen (LDH), Bilirubin und okkultem Blut im Stuhl [1, 4, 6].
- Fördert Osteoporose und Gicht [6].
- Schwächung des Immunsystems. In einer Studie der Universität Leicester wurden sechs Wochen lang dreißig gesunden Testpersonen täglich 500 mg Vitamin C

verabreicht. Bei einem Teil des Erbgutes der Lymphozyten traten Schäden in verringerter Anzahl auf. Bei einem anderen, dem für das Immunsystem verantwortlichen Teil, nahmen die Schäden zu [1].

- Fördert den Abbau von Vitamin B_{12} [6]
- Fördert die Aufnahme von Aluminium, das Knochen und Gehirn schädigen kann [6].
- Bildung schwerer bis tödlicher Herzmuskelstörungen. Vitamin C kann bei Anwesenheit von Eisen eine erhebliche Radikalbildung hervorrufen. Eisen ist das Zentralatom der roten Blutkörperchen. Bei Personen mit erhöhtem Hämoglobinwerten im Blut kann eine hohe Vitamin-C-Dosierung zu Kardiomyopathien führen. In der Fachliteratur wurden Todesfälle von Sportlern, die erhöhte Eisenwerte im Blut hatten und starke Dosen dieses Vitamins einnahmen, beschrieben [1].
- Erhöhung des Infarktrisikos, Verengung der Blutgefässe. Laut einer Bekanntmachung der American Heart Association im Jahr 2000, führte eine Studie, bei der 573 Frauen täglich 500 Milligramm Vitamin C einnahmen, zu diesem Ergebnis [1].
- Langfristige hohe Dosierungen bewirken, dass der Organismus die Abbaugeschwindigkeit erhöht. Der Körper „gewöhnt" somit sich an diese Mengen. Eine plötzliche Verminderung der Vitamin C-Dosierung verursacht dadurch einen Mangel, der zu einer Skorbut-Erkrankung führten könnte. Bereits bei Neugeborenen wurden Skorbutsymptome und ein erhöhter Vitamin C-Bedarf beobachtet, deren Mütter in der Schwangerschaft hohe Vitamin-Dosen einnahmen. Der Stoffwechsel der ungeborenen Kinder hatte sich dadurch bereits im Mutterleib auf diese Dosierungen eingestellt [1, 4].

5.8 Vitamin D

= Calciferol; fettlöslich

Bei regelmäßiger Einnahme höherer Dosierungen wurden folgende Symptome beobachtet:

- Verkalkung und Bluthochdruck. Durch die erhöhte Vitamin D-Aufnahme entsteht ein Überangebot an Calcium, das die Knochen nicht mehr einlagern können. Dieses überschüssige Calcium wird dann u. a. in den Blutgefäßen und in der Niere eingelagert [1, 4].

- Zahnschäden [1].
- Erbrechen, Appetitmangel, Magen- und Darmstörungen [1, 4].
- Missbildungen (z.B. Herzfehler, Störungen der Nebenschilddrüse) bei Kindern durch zu hohe Einnahme während der Schwangerschaft [4].

5.9 Vitamin E

= Tocopherole; fettlöslich

Bei regelmäßiger Einnahme höherer Dosierungen wurden folgende Symptome beobachtet:

- Ab 300 mg können Bluthochdruck, verzögerte Wundheilung, Störungen der Schilddrüsentätigkeit entstehen [1].
- Entzündungen der Venenwände (bei ca. 0,12 bis 0,24 mg) [4].
- Angina pectoris (Brustenge, zumeist durch Erkrankung der Herzkranzgefäße verursacht) [6].
- Erhöhte Blutungsneigung (behindert die Wirkung von gerinnungshemmenden Medikamenten und von Vitamin K) [6],
- Veränderung des Schilddrüsenhormonspiegels im Blut [6],
- Ab 200 mg können Übelkeit, Muskelschwäche, Müdigkeit, Kopfschmerzen auftreten [1].
- Sehstörungen [6],
- Leberfunktionsstörungen [6].

5.10 Vitamin K

= Phyllochinon, Menachinon, Farnochinon; fettlöslich

Bei regelmäßiger Einnahme höherer Dosierungen wurden folgende Symptome beobachtet:

- Überempfindlichkeitsreaktionen und Schock bei Injektionen möglich [1, 4].
- Erhöhung der Blutgerinnung [1],

- Es besteht der Verdacht, dass bei Kindern die tägliche Einnahme von 1 mg Vitamin K über einen längeren Zeitraum, die Bildung von Tumoren (Malignomen) fördert [1].

5.11 Folsäure

= ehemals Vitamin M; wasserlöslich

Bei regelmäßiger Einnahme höherer Dosierungen wurden folgende Symptome beobachtet:

- Adhäsion (Anhaften) von Embryonen, Erhöhung der Wahrscheinlichkeit für Zwillingsgeburten [1].
- Verstärkung der Malariasymptome, da der Erreger die Folsäure im Blut für seine Vermehrung benötigt [6].
- Veränderung des Blutbildes bereits in geringer Dosierung. Dadurch verringert sich beispielsweise die Diagnostizierbarkeit der perniziöse Anämie (bestimmte Form einer Blutarmut, s. Kap. 5.6). Die üblichen Mengen in Vitamin-Präparaten sind meistens aber zu gering, um die Anämie zu behandeln [1, 4].
- Große Mengen können die Aufnahme von Zink behindern (Zink ist für die Funktion des Immunsystems und der Haut- und Wundheilung notwendig) [1].

5.12 Vitamin Q 10

= Ubichinon, Coenzym Q (kann vom menschlichen Organismus selbst synthetisiert werden), ähnlich den Vitaminen E und K.

Bei regelmäßiger Einnahme höherer Dosierungen wurden folgende Symptome beobachtet:

- Absterben körpereigener Zellen. In einer Studie der Stockholmer Universität wurden Sportlern täglich 120 mg Q 10 verabreicht. Darauf hin stieg im Blutplasma der Gehalt an Plasma-Kreatinase an, was auf eine verstärkte Auflösung von Körperzellen deuten ließ [1].

6. Vitamine und Arzneimittel

Medikamente, denen Vitamine in hoher Dosierung zugesetzt wurden, sind in Deutschland durchaus gebräuchlich. Genau genommen handelt es sich dabei um eine Kombination von Wirkstoffen, bei denen Wechselwirkung nicht auszuschließen sind. Sollten diese Wechselwirkungen vorhanden sein, gibt es mehrere Reaktionsmöglichkeiten: Ein Wirkstoff oder mehrere Wirkstoffe könnten in ihrer Wirkung verstärkt, vermindert oder unwirksam werden. Des Weiteren könnte der Effekt des Medikamentes gänzlich verändert werden. Bei einigen Medikamenten konnten diese Wechselwirkungen bereits festgestellt werden. Aufgrund dieser Erkenntnisse, aber auch als Vorsichtsmaßnahme, ließen einzelne Staaten derartige Arzneimittel-Vitamin-Kombinationen vom Markt entfernen.

Im diesem Kapitel sind einige, in der Literatur dargestellte Beispiele, aufgeführt. An dieser Stelle können jedoch nicht die vielfältigen und unzähligen Fälle benannt werden, bei denen gesundheitsbewusste Patienten (mit oder ohne ärztlichen Rat) die verschriebenen Medikamente gleichzeitig mit frei verkäuflichen Vitamin-Präparaten einnehmen.

Vitamin B:

- Die Einnahme von Vitamin B_3 verstärkt die Wirkung von Cholesterin senkenden Medikamenten. Cholesterin ist jedoch lebensnotwendig für den Aufbau und die Stabilisierung von Körperzellen und Gewebe. Fehlendes Cholesterin kann somit zu erheblichen, gesundheitlichen Schäden führen. Erst vor wenigen Jahren wurde ein derartiges Cholesterin senkendes Medikament vom Markt genommen, da es für mehrere Todesfälle verantwortlich sein sollte [1].
- Vitamin B_6 kann das Parkinson-Medikament Levodopa unwirksam machen [1].
- Die Kombination von Schmerzmitteln mit Vitamin-B-Präparaten ist nur wirksam, wenn die Schmerzen durch Nervenentzündungen (Neuritiden) hervorgerufen wurden, die durch Vitaminmangel bedingt sind [4].

Vitamin C:

- Hohe Dosen Vitamin C stehen in Verdacht, die Nebenwirkungen des Wirkstoffes Acetylsalicylsäure (Ohrensausen, Schwindel, Sehstörungen, Verwirrtheitszustände) zu verstärken [1]. Diese Kombination wird in einigen der hierzulande gebräuchlichsten Schmerzmittel verwendet.

Vitamin E:
- steht in Verdacht, die Wirkung der Blut verdünnenden Substanz Warfarin zu verstärken. Die gleichzeitige Einnahme könnte somit zu inneren Blutungen führen [1].
- Verstärkung des Antipilzmedikaments Griseofulvin. Damit würden gleichzeitig die Nebenwirkungen (z.b. Blutbildveränderungen, Kopfschmerzen, Risiko der Veränderung der Geschlechtorgane bei Kindern) verstärkt [1].

Vitamin K:
- zerstört den Effekt des Blut verdünnenden Wirkstoffes Warfarin [1].

Folsäure:
- Die Wirkung des Antidepressivum Fluotexetin wird durch die gleichzeitige Einnahme von Folsäure verstärkt, wie eine englische Studie belegen konnte. Dadurch verstärken sich ebenfalls die Nebenwirkungen des Medikaments. Allerdings kann durch die Gabe von Folsäure die Dosierung dieses Medikamentes entsprechend vermindert werden [1].

Vitamin Q10:
- Lässt, wie Vitamin K, das Blutverdünnungsmittel Warfarin wirkungslos werden [1].

7. Wo Vitaminpräparate nicht helfen können

Einige Irrtümer über die Heilwirkungen der Vitamine halten sich hartnäckig aufrecht und werden gerne als Verkaufsargument verwendet. Einige dieser Heilwirkungen konnten jedoch bisher nicht bestätigt werden.

7.1 Vitamin A und Beta Carotin (Provitamin A)

Wie die Pharmakologen-Vereinigung der USA (USPC) feststellte, ist der Nutzen des Vitamin A gegen folgende Beschwerden nicht bewiesen:
- Augenprobleme, trockene und fettige Haut, Nierensteine, Schilddrüsenüberfunktion, Anämie (Blutarmut), Sonnenbrand, Lungenkrankheiten, Taubheit, Osteoarthritis (Gelenkentzündung mit Knochenbeteiligung), entzündliche Darmkrankheiten, Abnutzungserscheinungen des Nervensystems [4].

- Der Nutzen für eine Vorbeugung oder Behandlung von Krebserkrankungen konnte ebenfalls bisher nicht bewiesen werden [4, 6].

7.2 Vitamin B₁

Der Nutzen gegen folgende Symptome wurde bisher nicht bewiesen:
- Dermatitis (bestimmte Hautentzündungen), chronischer Durchfall, Multipler Sklerose, Neuritis (Nervenentzündung), Dickdarmentzündungen mit Geschwüren, zur Appetitanregung, zur Insektenvertreibung [4].

7.3 Vitamin B₂

Der Nutzen gegen folgende Symptome wurde bisher nicht bewiesen:
- Akne, Fußbrennen, Migräne, Muskelkrämpfe [4].

7.4 Vitamin B₃

Wie die Pharmakologen-Vereinigung der USA (USPC) feststellte, nutzt die Gabe von Panthothensäure (Vitamin B₃) nicht gegen folgende Beschwerden:
- Verhinderung der Ergrauung der Haare, Arthritis (Gelenksentzündungen), Vermeidung von Geburtsschäden, Atemwegserkrankungen, zur örtlichen Behandlung von Juckreiz [4].

Ferner ist eine positive Wirkung gegen Schizophrenie und Herzinfarkt wissenschaftlich nicht belegt [1].

7.5 Vitamin B₆

Der Nutzen gegen folgende Symptome wurde bisher nicht bewiesen:

- Akne und sonstige Hauterkrankungen, Alkoholvergiftung, Asthma, Hämorrhoiden, Nierensteine, Migräne, Strahlenschäden, Spannungszustände vor der Menstruation und zur Anregung der Milchabsonderung bei stillenden Müttern bzw. zur Appetitanregung [4].

7.6 Vitamin B₁₂

Der Nutzen gegen folgende Symptome wurde bisher nicht bewiesen:

- Hepatitis, Verzögerung des Alterungsprozesses, Allergien, Sehschwäche, Wachstumsverzögerungen, Appetitmangel, Müdigkeit, Geistesstörungen, Multiple Sklerose, Unfruchtbarkeit [4]

7.7 Vitamin P (Rutosid)

Diesem Vitamin wurde noch keinerlei Nutzen nachgewiesen.

7.8 Vitamin C

Wie die Pharmakologen-Vereinigung der USA (USPC) feststellte, ist der Nutzen des Vitamin C gegen folgende Beschwerden nicht bewiesen:

- Vorbeugung gegen Erkältungen, Zahnfleischentzündungen und Zahnkaries, Blutarmut, Akne, Unfruchtbarkeit, Alterung, Arterienverkalkung, Magengeschwüre, Tuberkulose, Ruhr, Kollagenstörungen, Knochenbrüche, Hautgeschwüre, Heufieber, Medikamentenvergiftungen, zur Vorbeugung von Krebs und Gefäßthrombosen [4].

Laut Urteil der bundesdeutschen Transparenz-Kommission hilft Vitamin C nicht erkennbar gegen zu niedrigen Blutdruck [4].

7.9 Vitamin D

Der Nutzen gegen folgende Symptome wurde bisher nicht bewiesen:

- Tuberkulose, rheumatische Gelenksentzündungen, Schuppenflechte, zur Vorbeugung von Kurzsichtigkeit oder Nervösität [4].

7.10 Vitamin E

Vitamin E wird zumeist als „Leistungssteigerer" angeboten. Eindeutige Beweise, die diese Wirkung bestätigen, gibt es bislang nicht [4].

Eine schützende Wirkung gegen Krebs konnte bisher nicht bewiesen werden. Eine Linderung rheumatischer Erkrankungen durch die Einnahme von Vitamin wurde ebenfalls noch nicht nachgewiesen [6].

8. Zusammenfassung

Nicht zuletzt durch die modernen Verfahren der Lebensmittelerzeugung und deren Zubereitung, sowie durch die kürzeren Transportzeiten und die verbesserten Lagerungsbedingungen sind wir hinsichtlich der Vitaminversorgung ausreichend bedient. Für die überwiegende Anzahl der Menschen in unseren Breiten besteht keine Notwendigkeit, Vitaminpräparate einzunehmen. Eine ausgewogene und abwechslungsreiche Ernährung kann unter normalen Umständen einen Mangel vorbeugen. Auszuschließen ist eine Unterversorgung jedoch nicht bei besonderen Faktoren, wie beispielsweise dem Vorliegen bestimmter Krankheiten oder bei der Einhaltung strenger Diäten. Mit den heutigen Lebens- und Ernährungsgewohnheiten, und in Anbetracht der häufigen Verwendung der Vitamine als Zusatzstoffe, wächst hingegen die Gefahr der Überversorgung.

Hinsichtlich der in den vorangegangenen Kapiteln beschriebenen „Vitamin-Irrtümer" und der aufgeführten Nebenwirkungen wird deutlich, dass der Status des „Wundermittels" nicht gerechtfertigt ist. Eine Verwendung nach dem Grundsatz „Viel hilft viel" kann auch bei Vitaminen zu Risiken führen. Die wahrscheinlich größte Gefahr besteht in der Freiverkäuflichkeit als Nahrungsergänzungsmittel, wodurch eine fehlerhafte Anwendung bei der Selbstmedikation nie auszuschließen ist.

Da der Vitaminbedarf individuell verschieden ist, lässt sich kein allgemein gültiger Durchschnittswert für die tägliche Vitaminration benennen. Die veröffentlichten Zufuhrempfehlungen können lediglich als Richtwert dienen. Aber auch hier gilt: was für den einen gerade ausreicht, ist für den anderen schon zuviel. Wer auf seinen Körper hört, und das isst, worauf er gerade Appetit verspürt, versorgt sich zumeist korrekt. Die Begründung dafür liegt in der Fähigkeit des Körpers, ein Verlangen nach dem Produkt zu signalisieren, welches er zu seiner Bedarfsdeckung gerade benötigt.

9. Literaturverzeichnis

Bücher

[1] GRIMM, H.-U./ZITTLAU, J.: „Vitaminschock". Droemersche Verlagsanstalt Th. Knaur Nachf., München, 2002.

[2] HAMM, Prof. Dr. M./LOEWENTHAL, L.: „Vitamine & Mineralstoffe". Humbold-Taschenbuchverlag Jacobi KG, München, 1995.

[3] KETZ, HANS-ALBRECHT: „Vitamine". Urania-Verlag Leipzig, Jena, Berlin. 2. Auflage, 1976.

[4] LANGBEIN, K./MARTIN, H.-P./WEISS, H.: „Bittere Pillen". Verlag Kiepenheuer & Witsch, Köln, 6. Auflage 1985.

[5] LINDNER, ERNST: „Toxikologie der Nahrungsmittel". Georg Thieme Verlag Stuttgart. 2. Auflage, 1979.

[6] POLLMER, U./WARMUTH, S.: „Lexikon der populären Ernährungsirrtümer". Verlagsgruppe Weltbild GmbH, Augsburg, 2003. Eichborn AG, Frankfurt am Main, 2000.

[7] TÄUFEL/TERNES/TUNGER/ZOBEL: „Lebensmittel-Lexikon". B. Behr's Verlag GmbH & Co., 3. Auflage, 1993.

Fachzeitschriften

[8] The Alpha-Tocopherol, Beta Carotene Cancer Prevention Study Group: The Effect of Vitamin E and beta carotin on the incidence of lung cancer and other cancers in male smokers. New England Journal of Medicine, Nr. 330, 1994

[9] OMMEN, G. S. et al.: Effects of a combination of beta carotene and vitamin A on lung cancer and cardiovascular disease. New England Journal of Medicine, Nr. 334, 1996.

Internet

[10] www.lfl.bayern.de/iem/agrarmarktpolitik/11362, 09.06.2005

[11] www.novafeel.de/ernaehrung/vitamin/rda.htm, 06.06.2005

[12] www.novafeel.de/ernaehrung/vitamin/zufuhrempfehlung-dge.htm, 06.06.2005